BEI GRIN MACHT SICH IHᴾ
WISSEN BEZAHLT

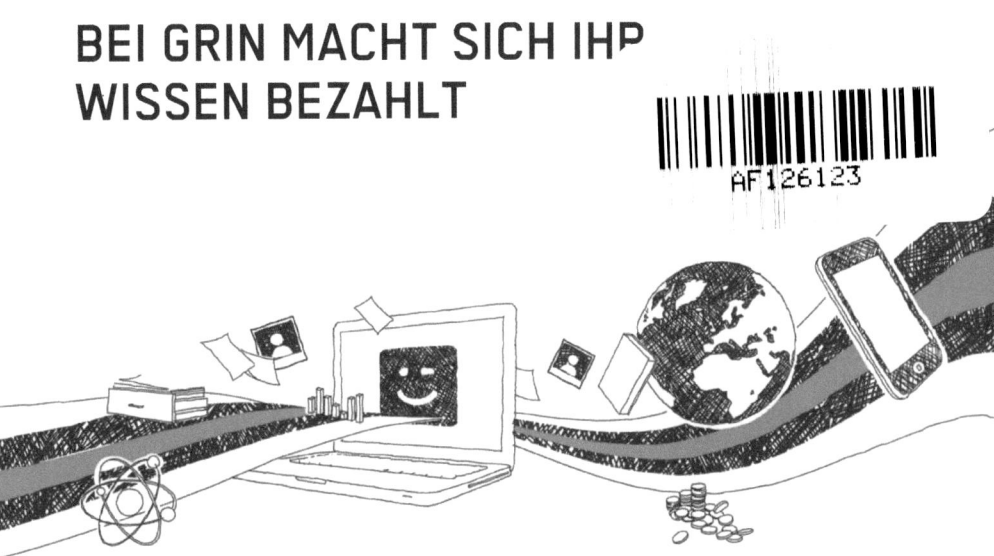

- Wir veröffentlichen Ihre Hausarbeit,
  Bachelor- und Masterarbeit

- Ihr eigenes eBook und Buch -
  weltweit in allen wichtigen Shops

- Verdienen Sie an jedem Verkauf

Jetzt bei www.GRIN.com hochladen
und kostenlos publizieren

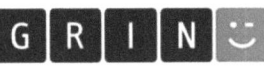

Offizin-Apotheke vs. Online-Apotheke. Gilt die Existenz der Offizin-Apotheke noch als gesichert?

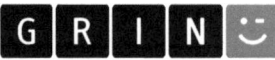

Bibliografische Information der Deutschen Nationalbibliothek:

Die Deutsche Nationalbibliothek verzeichnet diese Publikation in der Deutschen Nationalbibliografie; detaillierte bibliografische Daten sind im Internet über http://dnb.d-nb.de abrufbar.

ISBN: 9783346459954
Dieses Buch ist auch als E-Book erhältlich.

Druck und Bindung: Books on Demand GmbH, Norderstedt Germany
Gedruckt auf säurefreiem Papier aus verantwortungsvollen Quellen

Das vorliegende Werk wurde sorgfältig erarbeitet. Dennoch übernehmen Autoren und Verlag für die Richtigkeit von Angaben, Hinweisen, Links und Ratschlägen sowie eventuelle Druckfehler keine Haftung.

Das Buch bei GRIN: https://www.grin.com/document/1040272

Hochschule Fresenius

Fachbereich onlineplus

Studiengang: Management im Gesundheitswesen M.A.

Hausarbeit

Strukturelle Veränderung der deutschen Apothekenbranche seit Einführung der Online-Apotheke – Gilt die Existenz der Offizin-Apotheke noch als gesichert?

Modul: Stakeholdermanagement

Abgabedatum: 02.04.2019

Inhaltsverzeichnis

Tabellenverzeichnis

Abkürzungsverzeichnis

AMG	Arzneimittelgesetz
AMPreisV	Arzneimittelpreisverordnung
ApBetrO	Apothekenbetriebsordnung
ApoG	Apothekengesetz
BMG	Bundesministerium für Gesundheit
DIMDI	Deutsches Institut für Medizinische Dokumentation und Information
GKV	Gesetzliche Krankenversicherung
GMG	Gesundheitsmodernisierungsgesetz
QM	Qualitätsmanagement

1 Einleitung

Der Versand- bzw. Onlinehandel in Deutschland nimmt im Zeitalter der digitalen Revolution von Jahr zu Jahr stetig zu – auch in der Arzneimittelbranche. Seit der Novellierung des Arzneimittelgesetzes und des Apothekengesetztes im Jahr 2004 werden immer mehr Arzneimittel online versendet. Dies bringt auf den ersten Blick vor allem für die Verbraucherinnen und Verbraucher einige Vorteile mit sich, wie beispielsweise die bequeme Bestellung von zu Hause aus oder die Lieferung direkt vor die Haustüre. Doch was bedeutet dies für die öffentlichen Apotheken? Macht sich der verstärkte Online-Handel von Arzneimitteln durch Umsatzsenkungen bemerkbar? Ist die Existenz von Offizin-Apotheken zukünftig überhaupt noch gesichert? Oder werden Sie früher oder später komplett von den Online-Apotheken abgelöst? Im Rahmen dieser Hausarbeit sollen all diese Fragen durch eine Ausarbeitung der Entwicklung in der Apothekenbranche sowie einer Gegenüberstellung beider Apothekenarten beantwortet werden.

Die zentrale Forschungsfrage lautet: „Gilt die Existenz der Offizin-Apotheke noch als gesichert oder wird sie zukünftig von der Online-Apotheke abgelöst?" Nach einem kurzen Einleitungsgedanken werden die beiden Apothekenformen „Offizin-Apotheke" und „Online-Apotheke" definiert. Zudem werden zum besseren Verständnis die gesetzlichen Regelungen, welchen Apotheken unterliegen, aufgezeigt. Anschließend erfolgt in Kapitel 3 eine Übersicht der Entwicklung der Apothekenbrache, welche mit Zahlen und Fakten belegt wird. Nachdem die Offizin-Apotheke der Online-Apotheke durch Aufzeigen der Möglichkeiten und Grenzen beider Systeme gegenübergestellt wurde, erfolgt in Punkt 4.3 ein ausführliches Fazit, welches sowohl eine Zukunftsprognose gibt, als auch mögliche Handlungsanregungen vorschlägt, um den Trend weg von der Offizin-Apotheken und hin zur Versandapotheke anhalten könnten. Zudem wird in diesem letzten Kapitel die Forschungsfrage nach der Existenzsicherung der öffentlichen Apotheken möglichst detailliert beantwortet.

2 Arzneimittelversorgung über Apotheken

Die Arzneimittelvergabe in Deutschland erfolgt über Apotheken. Als deren Hauptaufgabe zählt die Sicherstellung einer ordnungsgemäßen Versorgung der Bevölkerung, welche durch die Abgabe bzw. den Verkauf von Arzneimitteln erfüllt werden soll. Daher gelten sie als wesentlicher Bestandteil unseres Gesundheitssystems (ABDA, 2018). Die Versorgung kann sowohl über niedergelassene Apotheken, sogenannte Offizin-Apotheken, als auch über Versand- bzw. Online-Apotheken erfolgen. In den folgenden Kapiteln 2.1 und 2.2 werden diese beiden, im Rahmen dieser Arbeit relevanten Vertriebsformen von Arzneimitteln, näher erläutert. Anschließend folgen eine Auflistung der gesetzlichen

Bestimmungen für den Arzneimittelvertrieb durch Apotheken sowie eine Übersicht der Vorschriften zur Preisgestaltung von Arzneimitteln.

2.1 Die Offizin Apotheke

Als „Offizin-Apotheke" werden öffentliche, niedergelassene Apotheken bezeichnet, die von staatlich geprüften Apothekerinnen bzw. Apothekern geführt werden. Patientinnen und Patienten können dort vor Ort ihre benötigten Medizinprodukte erwerben. Ist ein bestimmtes Arzneimittel momentan nicht auf Lager vorhanden, so wird es innerhalb weniger Stunden vom pharmazeutischen Großhandel geliefert (May et al., 2017). Der Aufgabenbereich von Apothekerinnen und Apothekern, welche in Offizin-Apotheken tätig sind, ist vielfältig. Eine fachgerechte Kundenberatung und -information über die richtige Anwendung und Aufbewahrung von Medikamenten sowie über mögliche Risiken und Nebenwirkungen, gelten als bedeutende Voraussetzung. Nach der Beratung muss vom Apothekenpersonal immer auch nachgefragt werden, ob weitere Fragen zum Produkt bestehen und gegebenenfalls auf individuelle Anliegen eingegangen werden. Auch soll im Bedarfsfall zum Arztbesuch geraten werden (Bundesministerium für Gesundheit, 2016a). Weitere Inhalte des Apothekerberufs stellen das Ableisten von Nacht- und Notdiensten und die Herstellung von speziellen Rezepturen wie Salben oder Tinkturen dar (ABDA, 2018). Neben verschreibungspflichtigen und freiverkäuflichen Arzneimitteln werden in Offizin-Apotheken auch weitere gesundheitsfördernde Artikel, wie beispielsweise Nahrungsergänzungsmittel oder Kosmetika vertrieben (ABDA, 2018). Zudem werden oftmals auch Botendienste eingesetzt, um älteren oder chronisch kranken Patientinnen und Patienten ihre kontinuierliche Medikamentenabdeckung zu erleichtern, indem ihnen der Weg zur Apotheke erspart wird (May et al., 2017). Eine besondere Form der Offizin-Apotheke ist die Versand- bzw. Online-Apotheke, welche im nachfolgenden Kapitel näher beschrieben wird.

2.2 Die Online-Apotheke

Wie bereits durch den Begriff „Online-Apotheke", welche auch als Versandapotheke bezeichnet wird, deutlich wird, können Arzneimittel auch online, über Bestellungen im Internet, vertrieben werden. Allerdings wird dabei vorausgesetzt, dass derartige Apotheken immer auch einen stationären, öffentlich zugänglichen Sitz führen (BMG, 2016a). Diese Vorgehensweise ist in Deutschland seit dem Gesundheitsmodernisierungsgesetz (GMG) im Jahr 2004 zulässig (ABDA, 2018). Erlaubt ist sowohl der Versand von nicht verschreibungspflichtigen, wie auch von verschreibungspflichtigen Medikamenten durch Vorlage eines ärztlichen Rezeptes. Nach Angabe des Bundesministeriums für Gesundheit (BMG) erfüllt eine Versandapotheke die regulären Voraussetzungen einer Offizin-Apotheke und weist zudem eine von der Apothekerkammer ausgestellte Genehmigung für den Versandhandel, welcher auch außerhalb von Deutschland gewährleistet ist, auf (BMG, 2016a).

Für Kunden ist es essentiell, sich bei ihrer Onlinebestellung zu vergewissern, dass es sich bei dem von ihnen gewählten Versandhandel auch um ein seriöses Unternehmen handelt, da der Onlinever-trieb zahlreicher Arzneimittelfälschungen nicht unter-schätzt werden darf. Das deutsche Institut für medizini-sche Dokumentation und Information (DIMDI) erläutert, welche Möglichkeiten es zu einer sicherheitsgemäßen Kontrolle gibt (DIMDI, 2019). Ein Indiz, dass es sich um einen legalen Anbieter handelt, ist das EU-Logo, welches die Flagge des jeweiligen Landes des Firmensitzes beinhaltet.

Seit 2015 ist es für alle Versandapotheken der Europäischen Union verpflichtend, dieses Logo öffentlich und gut sichtbar auf ihrer Website zu zeigen. Mit Klick auf das Logo wird der Patient über Anga-ben zum Webshop informiert und kann daher seine Auswahl selbst überprüfen. Weitere Möglichkeiten der Überprüfung auf Legalität ist die Einsicht des Impressums, welches eine Adresse, eine Telefonnummer sowie die E-Mail-Adresse des versendenden Stan-dortes beinhalten muss (DIMDI, 2019). Ausländische Versandhandel sind verpflichtet, die essentiellen Informationen zu Medikamenten und Versand in deutscher Sprache kenntlich zu machen (BMG, 2016a). Welche Arzneimittelhändler mit diesem EU-Sicher-heitslogo ausgezeichnet und zum Versandhandel befähigt sind, kann zudem in einem landesspezifischen Versandhandelsregister, welches vom DIMDI geführt und fortlaufend aktualisiert wird, nachgelesen werden (DIMDI, 2019).

2.3 Gesetzliche Regelungen

Es gibt zahlreiche Gesetze zur Regelung des Versorgungsauftrages von Apotheken, wodurch den Apotheken selbst wenig Entscheidungsspielraum beim Leistungsangebot und der Preisgestaltung zugewiesen wird. Von essentieller Bedeutung sind das Arznei-mittelgesetz (AMG), das Apothekengesetz (ApoG) sowie die Apothekenbetriebsordnung (ApBetrO), welche sowohl für Offizin- als auch für Online-Apotheken gelten. Die wich-tigsten Inhaltspunkte der genannten Gesetze werden im Übersichtspunkt 2.3.1 kurz er-läutert. Im zweiten Unterkapitel 2.3.2 werden die Vorschriften, welche speziell zur Preis-gestaltung gelten, aufgezeigt.

2.3.1 Allgemeine Gesetze

Bei Arzneimitteln wird je nach Zugänglichkeit zwischen apothekenpflichtigen, verschrei-bungspflichtigen und freiverkäuflichen Arzneimitteln unterschieden. Der Verkehr mit den verschiedenen Arzneimittelzugangsformen ist in den Paragraphen 43-48 des

Arzneimittelgesetzes geregelt (ABDA, 2019a). Verschreibungspflichtige Medikamente sind gleichzeitig auch immer apothekenpflichtig, was bedeutet, dass sie nicht außerhalb von Apotheken verkauft werden dürfen. Unter die verschreibungspflichtigen Medikamente fallen Arzneimittel, deren Anwendung ärztlich überwacht werden sollte, wie Betäubungsmittel oder andere Mittel, die bei hoher Dosierung schwere Nebenwirkungen mit sich bringen könnten (BGM, 2018). Bei apothekenpflichtigen Arzneimitteln, die nicht vom Arzt verschrieben werden müssen, handelt es sich um Präparate, deren Ausmaß an Nebenwirkungen gering und daher vertretbar ist und zwar nicht der ärztlichen Überwachung, jedoch einer pharmazeutischen Beratung bedürfen. In diese Gruppe fallen der Großteil der Erkältungs- und (Kopf-)Schmerzmittel (BGM, 2018). Frei verkäufliche Arzneimittel sind auch außerhalb von Apotheken, wie beispielsweise in Drogerie- oder Supermärkten zu erwerben. Sie zielen nicht auf die Bekämpfung von Krankheiten oder Beschwerden ab, sondern lediglich zur Steigerung des allgemeinen Wohlbefindens. Als Beispiele können hier Nahrungsergänzungsmittel, Tees oder Heilerde genannt werden (BGM, 2018). Welche Arzneimittel auf welche Art zugänglich ist, regelt das Bundesministerium für Gesundheit nach Absprache mit dem Bundesrat sowie Sachverständigen in der Arzneimittelverschreibungsordnung (Deutsch & Spickhoff, 2014).

Das Apothekengesetz gibt vor, dass eine Apotheke lediglich von einer approbierten Apothekerin/ einem approbierten Apotheker geleitet werden darf. Der Vertrieb von Arzneimitteln darf von pharmazeutischem Personal vorgenommen werden, worunter Apothekerassistenten, Pharmazieingenieure oder pharmazeutisch-technische Assistenten unter Aufsicht eines Apothekers mit Approbation, fallen. Der Besitz von Filialapotheken ist in Deutschland nur beschränkt, auf bis zu maximal 3 Filialapotheken zulässig (Bundesministerium der Justiz und für Verbraucherschutz, 2017).

Welche Anforderungen an den Beruf der Apothekerin/ des Apothekers gestellt werden, ist in der Apothekenbetriebsordnung (ApBetrO) festgeschrieben. Um die angemessene Arzneimittelversorgung sicherzustellen, gibt es zahlreiche Vorschriften zum Umgang mit Arzneimitteln (BGM, 2016b). Die aktuelle vierte Version aus dem Jahr 2012 schreibt die regelmäßige Aktualisierung eines Qualitätsmanagements (QM) vor, welches sowohl wichtige Informationen und Verfahrensanweisungen zur Herstellung, Prüfung und Lagerung von Medikamenten und Arzneimittel, als auch Regelungen zur Abgabe an Patienten sowie zur richtigen Beratung enthält. Ein weiterer wichtiger Inhaltspunkte der ApBetrO ist die Verpflichtung zur regelmäßigen Dokumentation aller Handlungen innerhalb der Apotheke, wie bspw. bei der Arzneimittelabgabe oder bei der Herstellung von Rezepturarzneimitteln (BGM, 2016b).

Überwacht wird die Einhaltung der beschriebenen Gesetze von den Bundesländern (Deutsch & Spickhoff, 2014).

2.3.2 Gesetze zur Preisbildung von Arzneimitteln

Auch zur Preisbildung von Arzneimitteln sind zahlreiche Gesetze vorgeschrieben, die den Preiswettbewerb zwischen Apotheken bestimmen. Grundsätzlich wird bei der Preisbildung unterschieden zwischen verschreibungspflichtigen und nicht verschreibungspflichtigen Arzneimitteln (ABDA, 2019b).

Da in der Vergangenheit häufig der Vorwurf geäußert wurde, Apotheken würden die Patientenberatung aufgrund des Strebens nach bestmöglichen Umsätzen vernachlässigen, wurde im Jahr 2004 das Gesetz Arzneimittelpreisverordnung (AMPreisV) zur Preisbildung verschreibungspflichtiger Arzneimittel verabschiedet, welches die Einführung eines Festbetrages beinhaltet (May et al., 2017). Das Gesetz besagt, dass alle verschreibungspflichtigen Arzneimittel in jeder Apotheke zum gleichen Preis vertrieben werden müssen, was für die Patientinnen und Patienten den Vorteil bringt, sich nicht um Preisvergleiche bemühen zu müssen. Für EU-Versandapotheken mit Sitz im Ausland gilt diese Festbetrags-Regelung seit Oktober 2016 allerdings nicht mehr. Ein Urteil des Europäischen Gerichtshofes besagt, dass ausländische Versandapotheken von nun an die Möglichkeit haben, die Preisbildung von verschreibungspflichtigen Medikamenten selbst zu bestimmen (May et al., 2017). Dieses Gesetz treibt den Wettbewerb zwischen Offizin- und Versandapotheken bzw. zwischen deutschen und ausländischen Apotheken gewaltig voran, da dieser nicht mehr nur ausschließlich über die Qualität der Versorgung erfolgt. Da die EU-Versandapotheken mit ihren günstigeren Preisangeboten die Umsätze von Jahr zu Jahr stärker an sich ziehen, wird auf politischer Ebene diskutiert, ob der Versandhandel mit verschreibungspflichtigen Medikamenten verboten werden sollte, um die Existenz öffentlicher Apotheken zu sichern (May et al., 2017).

Bei verschreibungspflichtigen Medikamenten ist es zudem essentiell, die sogenannte Aut-Idem-Regelung zu beachten. Vermerkt die Ärztin bzw. der Arzt das ankreuzbare Kästchen „Aut-Idem" auf dem ausgehändigten Rezept mit einem Haken, so darf lediglich das auf dem Rezept vermerkte Medikament von der Apothekerin/ dem Apotheker ausgehändigt werden (BGM, 2018). Wird dieser Haken nicht gesetzt, so hat die Patientin/ der Patient die Möglichkeit, sich auch für ein wirkstoffgleiches Medikament von einem anderen Hersteller, das nicht exakt dem verschriebenen Medikament entspricht, zu entscheiden. Dieses wirkstoffgleiche Medikament wird als Generikum bezeichnet und ist meist günstiger, da es erst nach Ablauf des 10-jährigen Patentschutzes des Referenzarzneimittels auf den Markt gebracht wurde und dadurch hohe Kosten bei der Forschung und Entwicklung eingespart werden konnten (BGM, 2018).

Bei nicht verschreibungspflichtigen Arzneimitteln, ist der Spielraum der Apotheken wesentlich höher, da diese nicht im AMPreisV enthalten sind und ihren Verkaufspreis selbst festlegen können. Daher kommt ein Preiswettbewerb zwischen den Apotheken zustande

(ABDA, 2019b). Da rezeptfreie Arzneimittel grundsätzlich, bis auf wenige Ausnahmen, nicht von der gesetzlichen Krankenversicherung (GKV) erstattet werden, lohnt es sich für die Kaufenden, Preise zu vergleichen und sich gegebenenfalls auch für Generika zu entscheiden (ABDA, 2019b).

3 Strukturelle Änderungen in der Apothekenbranche – Zahlen und Fakten

Wie durch den Übersichtspunkt 2.3 deutlich wurde, gelten, abgesehen von der Aufhebung der Preisbindung für ausländische Versandapotheken, sowohl für Offizin- als auch für Versandapotheken grundsätzlich dieselben gesetzlichen Auflagen. Dennoch liegen strukturelle Änderungen, die weg vom Arzneimittelkauf in Offizin-Apotheken und hin zur vermehrten Nutzung von Online-Apotheken führen, vor. Zahlen und Fakten im Vergleich der Apothekenarten sollen mehr Erkenntnisse zu dieser Entwicklung liefern.

Der Kauf von Medikamenten über das Internet wird in Deutschland seit Inkrafttreten des Gesundheitsmodernisierungsgesetzes stark genutzt und nimmt von Jahr zu Jahr zu. Dies bestätigt eine Studie des Digitalverbandes Bitkom aus dem Jahr 2018, die über 1000 Personen ab einem Alter von 14 Jahren telefonisch befragte (Bitkom, e.V., 2018): Knapp die Hälfte aller Bürgerinnen und Bürger (42%) bestellen ihre Arzneimittel online über Versandapotheken. Besonders attraktiv erscheint dieses Angebot für Ältere und Patienten mit chronischen Krankheiten sowie die ländliche Gegend, welche grundsätzlich eine längere Wegstrecke zur nächstgelegenen öffentlichen Apotheke auf sich nehmen müssen (Bitkom e.V., 2018). Weitere detaillierte Daten liefert der aktuelle IQVIA Marktbericht des ersten Halbjahres 2018. Insgesamt weist der Apothekenmarkt, welcher sowohl öffentliche, als auch Versandapotheken einschließt, im ersten Halbjahr 2018 ein mittleres Wachstum im einstelligen Bereich auf: Es wurden 821 Millionen Arzneimittelpackungen über Offizin- und Online-Apotheken ausgegeben, was einem Umsatz 17,7 Milliarden Euro entspricht. Die Umsatzsteigerung beträgt dabei 5%, die verkaufte Menge nahm um 3% zu (IQVIA, 2018). Wird lediglich der Versandhandel in Betracht gezogen, beträgt die Zunahme nach Umsatz und Absatz je 7% (IQVIA, 2018). Damit sind die Umsatz- und Absatzsteigerungen des Versandhandels höher, als die der öffentlichen Apotheken, was die stetige Zunahme der Inanspruchnahme des Versandhandels bestätigt. Insgesamt wurden von den Nachfragenden 64 Millionen Packungen über das Internet erworben, was einem Wertbetrag von 608 Millionen Euro entspricht (IQVIA, 2018). Dabei handelt es sich vor allem um rezeptfreie Arzneimittel, welche mit einer Umsatzsteigerung von 9% insgesamt etwa drei Viertel des Gesamtumsatzes ausmachen. Die Nachfrage nach verschreibungspflichtigen Medikamenten fällt im Versandhandel wesentlich geringer aus. Lediglich bei 6 Prozent der online vertriebenen Arzneimittel handelt es sich um rezeptpflichtige Medikamente (IQVIA, 2018).

Auch ist es interessant, den Stammkundenanteil von öffentlichen Apotheken in Betracht zu ziehen. Eine Studie, die mehr als 64.000 Kundenmeinungen einbezog, kam zu dem Ergebnis, dass immer weniger Personen immer die gleiche Apotheke besuchen (Riegl, 2009). Während der Anteil derjenigen Personen, die eine Stammapotheke haben 2002 noch bei 56 Prozent lag, sank dieser zwischen 2002 und 2008 auf nur 44 Prozent. Auch chronisch kranke Patientinnen und Patienten, die regelmäßig Medikamente einnehmen, legen sich immer seltener auf eine bestimmte Apotheke in ihrer Nähe fest. Unter dieser Patientengruppe sank der Anteil von 63 Prozent auf 52 Prozent (Riegl, 2009). Riegl kommt somit in seiner Ausarbeitung zu dem eindeutigen Fazit, dass die Bindung von Patientinnen und Patienten zu einer bestimmten öffentlichen Apotheke kontinuierlich abnimmt.

4 Offizin-Apotheke vs. Online-Apotheke

Kommt es in einer Branche zu strukturellen Änderungen, so ist es immer bedeutsam, die zugrundeliegenden Gründe für den Trendwechsel aufzudecken und zu hinterfragen. Dieses Kapitel macht deutlich, dass die aufgelöste Preisbindung der EU-Versandapotheken nicht als alleiniger Grund für die Zunahme des Onlinevertriebs von Arzneimitteln gilt, sondern noch andere Faktoren eine Rolle spielen, die die Kunden dazu verleiten, ihre Arzneimittel vermehrt über das Internet zu erwerben. Im Folgenden werden die Möglichkeiten und Grenzen von Offizin- und Online-Apotheken gegenübergestellt. Oftmals stehen diese in engem Zusammenhang zueinander und lassen sich voneinander ableiten.

4.1 Möglichkeiten und Grenzen der Offizin-Apotheke

In diesem Kapitel werden die Möglichkeiten und Grenzen der Offizin-Apotheke aufgezeigt und unter Einbeziehung verschiedener Studien kurz erläutert.

4.1.1 Vorteile

Fachgerechte Beratung und Patienteninformation

Die Konzept & Markt GmbH hat es sich zur Aufgabe gemacht, im Rahmen ihrer Studie „Black-Box Online-Shopping" zu untersuchen, wie rentabel sich das Einkaufen im Internet in verschiedenen Branchen gestaltet, wobei auch Medikamente und Arzneimittel einbezogen wurden. Insgesamt wurden über 8000 Nutzerinnen und Nutzer des Onlinehandels zu ihrem Konsumverhalten befragt (Konzept & Markt GmbH, 2014). Zwar haben knapp die Hälfte (41%) der befragten Personen innerhalb des letzten Jahres Medikamente oder Arzneimittel über das Internet bestellt, jedoch gaben 87% dieser Online-Shopper auch an, gelegentlich auch parallel die lokalen Apotheken zu nutzen. Insgesamt ziehen etwa ein Drittel (34%) den Einkauf in lokalen Einzelhandeln dem Internetkauf vor. Als bedeutender Vorteil stationärer Einkaufsmöglichkeiten gilt die fachgerechte

Beratung vor Ort, was von 58% der befragten Personen als positiv gegenüber der On-linebestellung bewertet wird (Konzept & Markt GmbH, 2014). In öffentlichen Apotheken haben die Kunden die Möglichkeit, den Apothekerinnen und Apothekern Fragen zum gewünschten Produkt, zu möglichen Nebenwirkungen oder vorhandenen Generika zu stellen.

Angebot zusätzlicher Serviceleistungen
Öffentliche Apotheken mit stationärem Standort bieten ihren Kunden häufig auf Wunsch zusätzliche Serviceleistungen, wie einfache Kontrollmessungen an. Dazu gehören bei-spielsweise das Messen des Blutdrucks, die Kontrolle des Körpergewichts sowie Kör-perfettmessungen. Derartige Angebote können nur vor Ort durch den direkten Kontakt mit geschultem Personal durchgeführt werden.

Sofortige Verfügbarkeit
Ein weiterer Vorteil der öffentlichen Apotheken ist, dass das gewünschte Medikament von den Patientinnen und Patienten direkt mit nach Hause genommen werden kann, da in jeder Apotheke ein Lager mit einem Medikamentenvorrat vorhanden ist. Sollte das Präparat zum Zeitpunkt des Apothekenbesuchs einmal nicht vorrätig sein, so wird es innerhalb weniger Stunden vom pharmazeutischen Großhandel via Expresslieferung verfügbar gemacht (May et al., 2017). An Sonn- und Feiertagen sowie außerhalb der regulären Öffnungszeiten einer Apotheke sind immer auch Notfallapotheken für die Öf-fentlichkeit zugänglich (ABDA, 2018). Besonders bedeutend ist dieser Aspekt der schnellen Verfügbarkeit für Personen mit akuten Krankheiten, die aufgrund ihres dring-lichen gesundheitlichen Leidens nicht lange auf ihre Medizin warten können und auf eine sofortige Versorgung angewiesen sind. Es ist nicht selten der Fall, dass Patientinnen und Patienten bei ihrem Arztbesuch ein Rezept verschrieben bekommen und direkt im Anschluss eine öffentliche Apotheke aufzusuchen, um sich das entsprechende Mittel zur Genesung zu besorgen. Im Akutfall ist somit die Nutzung des generell schnellen Ver-sandweges einer Online-Apotheke dennoch zu langsam und bietet daher keine geeig-nete Alternative zur Offizin-Apotheke.

Möglichkeit der Botendienste
Das Angebot der Botendienste von öffentlichen Apotheken ist vielen Personen möglich-erweise überhaupt nicht bekannt. Tatsächlich bieten zahlreiche Offizin-Apotheken im Bedarfsfall eine Lieferung des gewünschten Medikaments als Extraleistung per Boten nach Hause an. Insgesamt sind täglich rund 250.000 Boten unterwegs, was durch-schnittlich pro Apotheke etwa 12 Auslieferungen pro Tag entspricht (ABDA, 2018). Phar-mazeutische Boten unterscheiden sich dahingehend von herkömmlichen Kurierdiens-ten, da sie durchaus medizinisches Wissen verfügen, mit dem sie ihre Kundinnen und

Kunden direkt vor deren eigener Haustür belehren können (Bange, 2010). Von hoher Bedeutung ist dieses Konzept vor allem für Ältere, für die der Weg zu ihrer Stammapotheke nicht mehr ohne Probleme zu bewältigen ist. Oftmals werden Botendienste auch angewandt, um Kundinnen und Kunden den wiederholten Weg zur Apotheke zu ersparen, wenn ein bestimmtes Medikament nicht auf Lager war und erst vom pharmazeutischen Großhandel geliefert werden musste (Bange, 2010). Die Entscheidung, in welchem Umfang dieser Service angeboten wird, liegt bei der jeweiligen Apotheke selbst (Bange, 2010).

4.1.2 Nachteile

Unzureichende Räumlichkeiten für diskrete Gespräche

Den Komfort eines gesonderten Raumes für persönliche Gespräche, können der Großteil aller Offizin-Apotheken nicht aufweisen. Meist besteht eine Apotheke aus einem einzigen Raum, in dem sich Apothekerinnen und Apotheker sowie Kundinnen und Kunden gemeinsam aufhalten. Demnach ist es für Patientinnen und Patienten nur schwer möglich, mit dem erfahrenen Personal persönliche Gespräche zu führen oder dieses mit intimen Fragen zu konfrontieren. Aus Angst oder Scham vor unerwünschten Mithörenden wird die direkte Ansprache oftmals vermieden und eher auf den Rat von Internetportalen zurückgegriffen (Stiftung Warentest, 2010).

Barrierefreie Zugänglichkeit häufig nicht gegeben

Auf Barrierefreiheit wird in der heutigen Zeit der Inklusion ein hoher Stellenwert gelegt. Im Bereich der Apotheken gestaltet sie sich als ein umstrittenes Thema. Trotz Vorschrift der Barrierefreiheit von Apotheken in der ApBetrO, geben in einer Umfrage der Apotheke ADHOC ein Drittel aller befragten Personen an, noch immer Barrieren beim Zugang von Apotheken ausgesetzt zu sein (Apotheke ADHOC, 2014). Da Apotheken häufig schon über Jahrzehnte in alten Gebäuden in Innenstädten angesiedelt sind, ist deren Zugang oft nicht oder noch nicht barrierefrei gestaltet worden. Zwar hat sich in den letzten Jahren bereits viel geändert bzw. verbessert, jedoch steht der Denkmalschutz verschiedenen Umbaumaßnahmen oftmals im Weg. Daher gibt es noch immer Apotheken, die aufgrund ihrer unzureichenden Parkmöglichkeiten, zu bewältigender Treppenstufen oder ähnlichem, als Hindernis für behinderte oder ältere Menschen gelten und daher nicht oder nur schwer für diese zugänglich sind.

4.2 Möglichkeiten und Grenzen der Online-Apotheke

Grundsätzlich kann bei der Beurteilung der nun seit 2004 bestehenden Online-Apotheken angemerkt werden, dass diese bei ihren Kundinnen und Kunden größtenteils sehr gut ankommen. Eine aktuelle repräsentative Studie gibt Informationen zur Zufriedenheit der Nutzenden über Preis-Leistungs-Verhältnis, Qualität, Liefergeschwindigkeit,

Sortiment und Beratung (Bitkom e.v., 2018): Insgesamt sind 75% der mehr als 1000 befragten Personen sehr zufrieden mit dem Preis-Leistungs-Verhältnis, 69% schätzen die Qualität der Arzneimittel als sehr gut ein und auch die Liefergeschwindigkeit sowie die Auswahl werden von etwa zwei Dritteln als sehr gut bewertet. Lediglich bei der Beratung sehen die Konsumentinnen und Konsumenten Schwierigkeiten. Die Beratung wird von nur 35 Prozent als sehr gut bewertet (Bitkom e.v., 2018).

Nachdem die Bitkom-Studie bereits einen knappen Überblick insbesondere über einige Vorteile gibt, werden diese im weiteren Verlauf dieser Arbeit detaillierter aufgeführt. Jedoch bestehen bei Online-Apotheken, wie auch bei öffentlichen Apotheken auch einige Punkte, die eher gegen den Kauf von Arzneimittel über das Internet sprechen. Eine Studie der Stiftung Warentest hat einige Nachteile aufgedeckt, welche im Kapitel 4.2.2 aufgezeigt werden (Stiftung Warentest, 2010).

4.2.1 Vorteile

Preisvorteile bei Selbstmedikationsmitteln

Im Rahmen der Marktforschungsstudie „Black Box Online Shopping" wurden über 8000 Nutzer des Versandhandels nach den Gründen ihrer Entscheidung für den Onlinekauf befragt (Konzept & Markt GmbH, 2014). Bezüglich der Arzneimittelbranche wurden als häufigster Grund (88%) die Preisvorteile gegenüber öffentlichen Apotheken genannt (Konzept & Markt GmbH, 2014). Vor allem bei rezeptfreien Medikamenten weisen Versandapotheken deutliche Preisvorteile auf, wodurch es sich für die Verbraucher selbst bei geringen Kaufmengen lohnt, online einzukaufen. Aber insbesondere für chronisch erkrankte Personen, die kontinuierlich eine hohe Menge an Medikamenten einnehmen müssen, wirken sich selbst geringe Preissenkungen gravierend aus.

Lieferung nach Hause

Die Tatsache, dass sich Patientinnen und Patienten, die ihre Arzneimittel und Medikamente online über das Internet bestellen, den Verkehrsweg zur nächstgelegenen Apotheke ersparen, wurde im Rahmen dieser Arbeit bereits erwähnt. Besonders attraktiv ist die Arzneimittellieferung über Paketdienste daher für ältere Menschen mit geringerer Mobilität, die ländliche Gegend sowie Personen mit chronischen Krankheiten, welche kontinuierlich Medikamente zu sich nehmen müssen. Dies bestätigt auch die Marktforschungsstudie „Black Box Online Shopping". Nach dem positiven Aspekt des Preisvorteils werden an zweiter bzw. dritter Stelle die Lieferung nach Hause (60%) sowie das unkomplizierte Bestellen vom Computer oder Handy aus (49%) als wesentlicher Grund der Entscheidung für den Versandhandel genannt (Konzept & Markt GmbH, 2014).

Erreichbarkeit rund um die Uhr

Auch die Erreichbarkeit stellt einen großen Benefit für Nutzerinnen und Nutzer der Versandapotheken da. Käuferinnen und Käufer müssen sich nicht wie bei stationären Apotheken an Öffnungszeiten halten, sondern können ihre Arzneimittel rund um die Uhr online bestellen. Diese 24-Stunden-Verfügbarkeit gestaltet sich vor allem für Vollzeit-Arbeitskräfte oder Arbeitende im Schichtdienst als besonders wertvoll, da diese aufgrund ihrer langen oder teilweise ungünstigen Arbeitszeiten gegebenenfalls nicht oder nur schwer öffentliche Apotheken zu ihren regulären Öffnungszeiten antreffen können und demnach auf Notdienst-Apotheken, welche oftmals in weiter Entfernung liegen, zurückgreifen müssten.

Vergleichbarkeit und Transparenz

Online-Apotheken bieten für Verbraucherinnen und Verbraucher den Vorteil, dass diese sich einfacher selbstständig mit den im Sortiment enthaltenen Produkten auseinandersetzen können. Sind diese beispielsweise auf der Suche nach Kopfschmerztabletten, so liefert die Website nach Eingabe des Begriffes „Kopfschmerztabletten" in die Suchleiste übersichtlich aufgelistete Suchergebnisse, welche durch Filter wie Packungsgröße, Darreichungsform und Anbieter weiter eingeschränkt werden können. Eine Hilfe bei der Auswahl der geeigneten Online-Apotheke bieten auch Vergleichsportale wie beispielsweise das Portal „Ankerpharm" welches die Angebote verschiedener Apotheken in einer Übersicht darstellt und den Verbrauchenden somit die gesamte Produktvielfalt zu einem gewünschten Medikament sowie die Preisunterschiede offenlegt.

4.2.2 Nachteile

Fehlender Beratungsfunktion und zusätzliche Serviceleistungen

Über den Weg der Onlinebestellung wird kein persönlicher Kontakt zwischen Verkäuferinnen/ Verkäufern und Kundinnen/ Kunden aufgebaut. Dies verhindert die Möglichkeit für die Kaufenden, in einem direkten und vertrauten Gespräch Fragen zu bestimmten Produkten zu stellen und von einer guten Beratung von fachlichem Personal zu profitieren. Zwar bieten Online-Apotheken oft kostenfrei an, sich über Chats gewünschte Informationen zu beschaffen, jedoch kann dieser schriftliche Austausch nur als reine Informationsquelle ohne charakterliche Züge gesehen und daher nicht mit persönlichen Gesprächen, welche oftmals individuellen Charakter aufweisen, verglichen werden. Lediglich die Anonymität, welche durch die Vermeidung der direkten Konfrontation zwischen Verkaufenden und Kaufenden zustande kommt, kann von Einzelfällen, die diese Anonymität als bedeutend erachten, als positiver Aspekt gesehen werden. Auch zusätzliche Serviceleistungen, wie sie von öffentlichen Apotheken angeboten werden, können im Rahmen der Bestellungen über das Internet nicht angeboten werden.

Häufig abfallendes Leistungsniveau

Ein Test der Stiftung Warentest aus dem Jahr 2010 bestätigt: Während Vor-Ort-Apotheken ihre Leistung im Vergleich zum Vorgängertest aus dem Jahr 2008 erhöhen konnten, wiesen Versandapotheken ein abfallendes Leistungsniveau auf (Stiftung Warentest, 2010). Gründe für die meist mangelhaften Bewertungen waren häufig die Vernachlässigung der verpflichtenden Herstellung bestimmter Rezepturen sowie eine unzureichende oder fehlerhafte Beratung zu Medikamenten (Stiftung Warentest, 2010). Des Weiteren wurden viele Websites von Online-Apotheken aufgrund ihrer Unübersichtlichkeit als negativ bewertet. Bedeutende Informationen, beispielsweise zu Bestellung, Lieferung und Kosten müssen klar ersichtlich und anschaulich dargestellt sein (Stiftung Warentest, 2010).

Unvorteilhafte Bestellung verschreibungspflichtiger Medikamente

Auch bei Online-Bestellungen gilt für verschreibungspflichtige Medikamente die Regelung, dass ein entsprechendes Rezept, das von der behandelnden Ärztin bzw. vom behandelnden Arzt ausgestellt wurde, eingereicht werden muss. Allerdings gestaltet sich dieses Vorlegen im Rahmen des Versandhandels als wesentlich komplizierter, als bei öffentlichen Apotheken. Während in Offizin-Apotheken das bloße Vorzeigen genügt, muss der Online-Shoppende sein Rezept entweder postalisch oder elektronisch über das Scanverfahren einreichen, was deutlich mehr Aufwand für diesen mit sich bringt. Hinzu kommt, dass die Patientinnen/ die Patienten selbst nicht von möglichen Preisvorteilen profitieren können, da die Kosten rezeptpflichtiger Medikamente von den Krankenkassen übernommen werden.

Anfallen von Versandkosten

Wie bei fast allen Artikeln, die online bestellt und direkt nach Hause geliefert werden, werden auch bei den Arzneimitteln häufig Versandkosten berechnet. Es gibt keine einheitliche Regelung für Versandkosten. Daher muss bei jedem Onlineshop individuell geprüft werden, ob Versandkosten anfallen und auf welcher Höhe diese liegen. Oftmals entfällt die Berechnung für die Zustellung ab einem bestimmten Einkaufswert, was die Käuferinnen und Käufer häufig dazu verleitet, mehr bzw. größere Mengen einzukaufen, als eigentlich benötigt wird. Bei kleineren Bestellungen mit geringem Warenwert gestaltet sich der Kauf von Medikamenten daher als unvorteilhaft, da die zusätzlichen Kosten für die Lieferung nach Hause die auf den ersten Blick oft gering wirkenden Arzneimittelpreise deutlich steigen lassen.

Risiken des Versandwegs

Es darf nicht unterschätzt werden, dass der Versandweg von der Versandapotheke bis zum Wohnsitz der Patientin/ des Patienten auch Risiken mit sich bringt (ABDA, 2019a).

Medikamente sind Wirkstoffe, die oftmals speziellen Lagerbedingungen wie beispielsweise Kühlung bedürfen. Durch die lange Transportzeit oder hohe Sonneneinstrahlung könnte diese gegebenenfalls nicht gewährleitet sein. Auch müssen medizinische Säfte oder andere Medikamente in Glasflaschen gut geschützt verpackt werden, um eine Beschädigung zu vermeiden.

5 Zukunftsprognose, Ausblick und Fazit

Unabhängig von der jeweiligen Apothekenart gilt sowohl für den Erwerb von Arzneimitteln und Medikamenten aus Offizin-, als auch aus Online-Apotheken grundsätzlich dasselbe Recht. Daher ist die Qualität der Medizinprodukte ausgeglichen und hat keinen Einfluss auf die Entscheidungen der Patientinnen und Patienten, auf welche Weise sie ihre Medikamente erwerben möchten. Durch die Gegenüberstellung der Vor- und Nachteile in Kapitel 4.2 wurde ersichtlich, dass keine der beiden Apothekenarten klar als Vergleichssieger und somit als die bessere Alternative bezeichnet werden kann. Je nach untersuchtem Parameter weist entweder die Offizin- oder die Online-Apotheke bessere Gegebenheiten auf. Die folgende Übersicht gibt einen Überblick über die Vorteile der Apothekenarten zu ausgewählten Kriterien. Diejenige Apothekenart (Offizin- oder Online-Apotheke), die mit einem Kreuz (x) versehen wurde, weist in der jeweiligen Kategorie vorteilhaftere Aspekte auf und kann daher als die bessere der beiden Varianten gesehen werden.

	Offizin-Apotheke	Online-Apotheke
Beratung	X	
Preisvorteil		X
Sofortige Verfügbarkeit	X	
Rezeptfreie Medikamente		X
Rezeptpflichtige Medikamente	X	
Bestellung rund um die Uhr		X
Lieferung nach Hause	X (Botendienste)	X
Barrierefreier Zugang		X
Zusätzliche Serviceleistungen	X	
Vergleichbarkeit und Transparenz		X
Einfache Zahlungsweise	X	
Akute Beschwerden	X	
Chronische Beschwerden		X

Tabelle 1: Eigene Darstellung - Vorteile der Apothekenarten nach ausgewählten Kriterien

Durch Betrachtung der Tabelle wird klar deutlich, dass die Vorteile der beiden Apothekenarten ausgewogen sind und keine der beiden klar überzeugt. Demnach können sich die Patientinnen und Patienten je nach individuellen Bedürfnissen für öffentliche

Apotheken oder für Versandapotheken entscheiden. Spielt für eine Kundin/ einen Kunden beispielsweise die Beratung eine übergeordnete Rolle, so wird sie/ er eher auf stationäre Apotheken zurückgreifen. Zählt dagegen der Preisvorteil als oberste Priorität, so wird die Wahl, vor allem bei rezeptfreien Medikamenten, auf die Online-Apotheke fallen.

Die Ausgeglichenheit der Vor- und Nachteile, welche zudem die Unterschiedlichkeit der beiden Apothekenformen darstellt, macht deutlich, dass beide Arten einen bedeutenden Stellenwert in unserer Gesellschaft haben und der Verzicht auf eine der beiden Apothekenformen aufgrund der Diversität unserer Bevölkerung nur schwer vertretbar wäre. **Die Prognose nach dieser Ausarbeitung lautet demnach, dass die Existenz öffentlicher Apotheken weiterhin mit hoher Wahrscheinlichkeit gesichert ist und eine vollständige Ablösung von Versandapotheken nicht denkbar ist.** Dennoch stellt diese Aussage lediglich eine Prognose dar und kann nicht mit vollster Überzeugung verifiziert werden. **Daher kann die Forschungsfrage: „Gilt die Existenz der Offizin-Apotheke noch als gesichert oder wird sie zukünftig von der Online-Apotheke abgelöst?" nicht eindeutig und mit statistischer Signifikanz mit „nein" beantwortet werden.**

Auf politischer Ebene wird derzeit diskutiert, ob ein Verbot des Versandhandels von verschreibungspflichtigen Medikamenten sinnvoll wäre, um den Trend der Wahl zur Online-Apotheke zu stoppen und die medizinbedürftigen Personen wieder eher zum Verkehr mit öffentlichen Apotheken zu verleiten. Da die Nachfrage nach verschreibungspflichtigen Medikamenten über Online-Apotheken, wie der Bericht der IQVIA zeigt, derzeit bereits sehr gering ist (6 Prozent der Gesamtvertriebsmenge) ist ein derartiges Verbot nicht zwingend erforderlich und sinnvoll (IQVIA, 2018). Vor allem durch die Tatsache, dass die Online-Bestellung von verschreibungspflichtigen Medikamenten für chronisch Kranke, Ältere oder Patientinnen/ Patienten ländlicher Gegenden vorteilhaft ist, sollte das Angebot weiterhin bestehen bleiben.

Allerdings könnten einige andere gesetzliche Änderungen in der Apothekenbranche dazu führen, den Weg in Richtung Existenzverlust von öffentlichen Apotheken auszubremsen und deren Attraktivität zu steigern:

- Einführung von einheitlichen Festpreisen
- Vermehrte Nutzung von Botendiensten
- Ausbau der barrierefreien Zugänglichkeit von Apotheken
- Einrichten von Websites, welche Informationen zum verfügbaren Sortiment der Offizin-Apotheke und Medikamenteninformationen geben

Da der Preis wohl als größtes Entscheidungskriterium gilt, würde die Einführung einheitlicher Festpreise den Wettbewerb zwischen den beiden Apothekenarten in dieser

Kategorie verhindern. Des Weiteren würde dies für die Patientinnen und Patienten den Vorteil mit sich bringen, sich nicht mit ständigen Preisvergleichen beschäftigen und keine Angst haben zu müssen, mehr als nötig für ein Medikament zu zahlen. Der vermehrte Einsatz von Botendiensten sowie der Ausbau der barrierefreien Zugänglichkeit stellt für allem für Ältere und Behinderte einen großen Benefit dar, mit dem sie dennoch weiterhin ihrer Stammapotheke treu bleiben und nicht gezwungen werden würden, auf die Alternative der Versandapotheke zurückgreifen zu müssen. Es wäre auch denkbar, Websites für die stationären Apotheken einzurichten, welche das Sortiment der jeweiligen Apotheke enthalten. Patientinnen und Patienten könnten sich anhand dieser Website vorab informieren, welche Medikamentenvielfalt ihre ausgewählte Apotheke aufweist und ob ihr gewünschtes Arzneimittel momentan auf Lager ist. Ist dies nicht im aktuellen Bestand der Apotheke vorhanden, wäre eine Vorbestellung per Mausklick denkbar. Die Apothekerinnen und Apotheker können anhand dieser Reservierung sofort reagieren und das gewünschte Medikament vom pharmazeutischen Versandhandel liefern lassen. Dadurch würden sich die Kundinnen und Kunden gegebenenfalls einen zweiten Gang zur Apotheke ersparen. Auch erklärende Medikamenteninformationen auf der Website könnten dienlich sein. Die Patientinnen und Patienten könnten sich mit dieser Beschreibung bereits ein Bild vom Medikament machen, sich gegebenenfalls für eine Alternative entscheiden oder eventuelle Rückfragen später vor Ort direkt an das fachlich geschulte Apothekenpersonal stellen.

6 Literaturverzeichnis

ABDA Bundesvereinigung Deutscher Apothekerverbände e.V. (Hrsg.) (2018). *Die Apotheke – Zahlen, Daten, Fakten 2018.* Verfügbar unter: https://www.abda.de/fileadmin/assets/ZDF/ZDF_2018/ABDA_ZDF_2018_Brosch.pdf (26.02.2019)

ABDA Bundesvereinigung Deutscher Apothekerverbände e.V. (Hrsg.) (2019a). *Internet und Versandhandel.* Verfügbar unter: https://www.abda.de/themen/recht/apotheken-wettbewerb/versandhandel/ (26.02.2019)

ABDA Bundesvereinigung Deutscher Apothekerverbände e.V. (Hrsg.) (2019b). *Preisbildung von Arzneimitteln.* Verfügbar unter: https://www.abda.de/themen/recht/preise-und-honorare/preisbildung-bei-arzneimitteln/ (06.03.2019)

Apotheke ADHOC (Hrsg.) (2014). Leitfaden zur Barrierefreiheit. Verfügbar unter: https://www.apotheke-adhoc.de/nachrichten/detail/apothekenpraxis/mecklenburg-vorpommern-apothekerkammer-leitfaden-zur-barrierefreiheit/ (25.03.2019)

Bange, J. (2010). Botschafter der Apotheke. *Pharmazeutische Zeitung* (23.11.2010). Verfügbar unter: https://www.pharmazeutische-zeitung.de/ausgabe-472010/botschafter-der-apotheke/ (24.03.2019)

Bitkom e.V. (Hrsg.) (2018). *Jeder Dritte kauft Medikamente regelmäßig online.* Verfügbar unter: https://www.bitkom.org/Presse/Presseinformation/Jeder-Dritte-kauft-Medikamente-regelmaessig-online.html (08.03.2019)

Bundesministerium der Justiz und für Verbraucherschutz (Hrsg.) (2017). *Gesetz über das Apothekenwesen.* Verfügbar unter: https://www.gesetze-im-internet.de/apog/BJNR006970960.html (26.02.2019)

Bundesministerium für Gesundheit (Hrsg.) (2016a). *Versandhandel mit Arzneimitteln.* Verfügbar unter: https://www.bundesgesundheitsministerium.de/apotheken.html (26.02.2019)

Bundesministerium für Gesundheit (Hrsg.) (2016b). *Apothekenbetriebsordnung.* Verfügbar unter: https://www.bundesgesundheitsministerium.de/service/begriffe-von-a-z/a/apothekenbetriebsordnung.html (07.03.2019)

Bundesministerium für Gesundheit (Hrsg.) (2018). *Zugang zu Arzneimitteln.* Verfügbar unter: https://www.bundesgesundheitsministerium.de/themen/krankenversicherung/online-ratgeber-krankenversicherung/arznei-heil-und-hilfsmittel/zugang-zu-arzneimitteln.html (26.02.2019)

Deutsch, E. & Spickhoff, A. (2014). *Medizinrecht – Arztrecht, Medizinprodukterecht und Transfusionsrecht.* Berlin & Heidelberg: Springer Verlag

IQVIA Commercial GmbH & Co. OHG (Hrsg.) (2018). *All rights reserved. – IQVIA Marktbericht.* Verfügbar unter: https://www.iqvia.com/-/media/iqvia/pdfs/cese/germany/publikationen/marktbericht/pharma-marktbericht-ersteshalbjahr2018-iqvia-082018.pdf?la=de-de&hash=777A0610977C49D741C8E7C66C538C9FB996DC2B (11.03.2019)

Konzept & Markt GmbH (Hrsg.) (2014). *Black-Box Online-Shopping – Potenziale erkennen, Kunden gewinnen.* Verfügbar unter: https://die5gestalter.de/assets/files/2015_01_08_CASESTUDIES/CS_eCommerce%202014_Pressemitteilung.pdf (20.03.2019)

May, H., Bauer, C. & Dettling, H.-U. (2017). *Versandverbot für verschreibungspflichtige Arzneimittel – Wettbewerbsökonomische und gesundheitspolitische Begründetheit.* Stuttgart: Deutscher Apotheker Verlag

Riegl, G. (2009). *Apotheken Novum – Zukunftswerk für wettbewerbsfähige Apotheken.* Bonn: Prof. Riegl und Partner Verlag

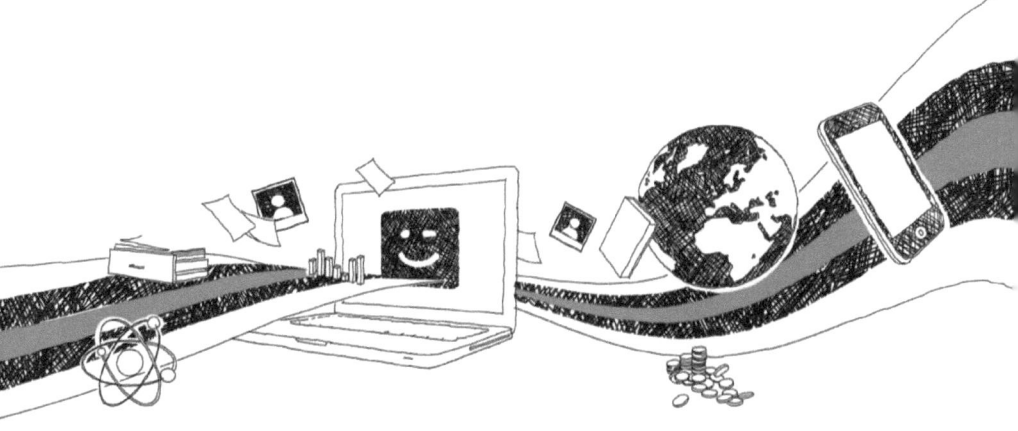
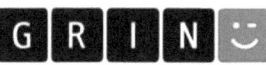